JN021427

せん妄

ハンドブック

八田耕太郎
順天堂大学大学院医学研究科精神・行動科学教授
順天堂大学医学部附属練馬病院メンタルクリニック科長

中外医学社

緒言

せん妄は，一般病院入院患者に頻発する精神疾患（精神状態）であり，転倒骨折のリスクを高め，身体疾患の重症度を上げ，その後の認知症発症やフレイルを促進し，生命予後に関わることが明らかにされている．そのため医療費を上昇させて社会資源への負担を増大させる．それにもかかわらず適応薬剤がないという，精神医学のみならず医学全般の立ち遅れた課題である．さらに，一般病院の1割程度にしか常勤精神科医が配置されていない現状，そしてその常勤精神科医の多くが外来に忙殺される実態は，せん妄臨床の充実を阻む要因といえる．しかし，高齢化が著しい現況において，せん妄はさらに増加することが自明な優先度の高い課題である．

このような背景から，本書は，病棟で日常的にせん妄患者と相対する立場である研修医，常勤精神科医のいない病院の一般臨床医，精神科医がいても精神科リエゾン活動が活発でない病院の一般臨床医を読者に想定してせん妄臨床のノウハウを伝えようと思う．精神科医にとっても，せん妄の臨床は10年前とはかなり異なるためブラッシュアップに役立てばと思う．また，せん妄臨床のノウハウだけでなく医学としての面白みを伝えることができればと思う．

なお，せん妄の薬物療法は適応外の内容が含まれるため，その自覚と患者・家族に説明できる知識・理論が求められる．本書の内容がそれに寄与できれば幸いである．また，本書の内容が必ずしもすべての患者に好ましい結果をもたらすわけではなく患者の個別性，主治医の裁量が優先されることは言うまでもない．本書の内容に関して，いかなる原因で生じた障害，損害に対しても著者は免責される．

2021年　春　　　　　　　　　　　　　八田耕太郎

目 次

I. せん妄診療に必須の基礎知識

II. 診療

1. 診察前に得たい情報 ……………………………………… 8

i

I．せん妄診療に必須の基礎知識

1 せん妄の概念

せん妄は，概念的には図1に示したとおり，軽度の意識の曇り（量的な低下）に質の変化（幻覚や精神運動性の異常）が重畳した特殊な意識障害で，時間とともに変動する急性脳機能不全である．

米国精神医学会の診断マニュアル DSM-5 におけるせん妄の診断基準では，DSM-IV まであった「consciousness」という表現がなくなり，「第一義的には注意・認知の障害」という捉え方へ変化したが[1]，European Delirium Association と American Delirium Society が共同でこの変化に対して，「覚醒度の変化が根本的」との見解を示している[2]．意識の変化を捉える指標として，注意が向くか？ 注意を維持できるか？ 注意が固着しないか？ といった注意の変化を観察することから，せん妄の概念的理解を操作的に診断する指標として，注意のありようが重視されていると理解できる．

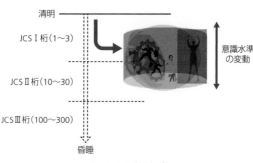

図1 ▶ せん妄の概念

2

JCOPY 498-22932

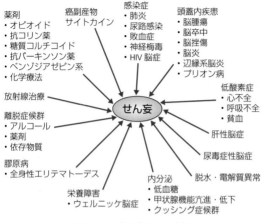

図2▶ せん妄を惹起する病態

2 せん妄を惹起する病態

図2に示したとおり，様々な身体疾患や薬物・薬剤がせん妄惹起の原因や誘因になる．それぞれの因子がどの程度のリスクになるかは，罹患率あるいは有病率といった指標が報告されているものもあるが[3]，そうでないものも多い．また，報告されている罹患率や有病率は，集中治療室（ICU）なのか一般病棟なのか，内科系か外科系かなど観察される状況によってかなりの幅がある．

3 神経科学的に推定される機序

せん妄臨床で興味深いのは，原因や誘因となるのは様々な身体疾患や薬物・薬剤であるにもかかわらず，結果として共通するせん妄状態が惹起されることである．その理解には数多の神経科学的な知見・推論がまとめられており[4,5]，それを簡略化すると図3のようになる．臨床の視

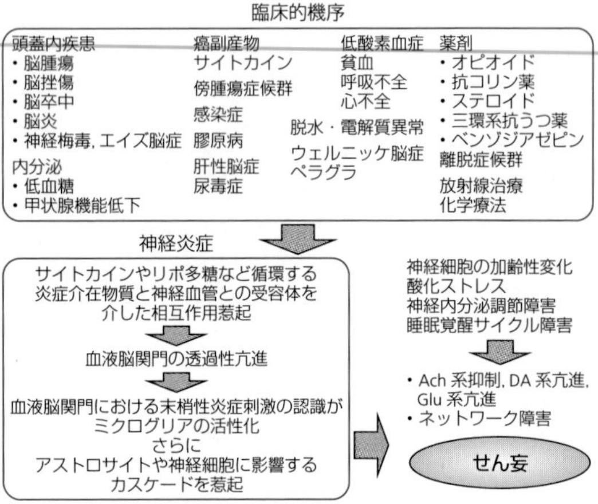

臨床的機序

頭蓋内疾患	癌副産物	低酸素血症	薬剤
・脳腫瘍	サイトカイン	貧血	・オピオイド
・脳挫傷	傍腫瘍症候群	呼吸不全	・抗コリン薬
・脳卒中	感染症	心不全	・ステロイド
・脳炎			・三環系抗うつ薬
・神経梅毒，エイズ脳症	膠原病	脱水・電解質異常	・ベンゾジアゼピン
内分泌	肝性脳症	ウェルニッケ脳症	離脱症候群
・低血糖	尿毒症	ペラグラ	放射線治療
・甲状腺機能低下			化学療法

神経炎症

サイトカインやリポ多糖など循環する
炎症介在物質と神経血管との受容体を
介した相互作用惹起

血液脳関門の透過性亢進

血液脳関門における末梢性炎症刺激の認識が
ミクログリアの活性化
さらに
アストロサイトや神経細胞に影響する
カスケードを惹起

神経細胞の加齢性変化
酸化ストレス
神経内分泌調節障害
睡眠覚醒サイクル障害

・Ach 系抑制，DA 系亢進，
 Glu 系亢進
・ネットワーク障害

せん妄

図 3 ▶ せん妄発症の機序

点から特に興味深い知見をあげると，

- せん妄発症の機序のうち神経細胞の老化については，身体疾患で入院した患者のうち，65 歳未満ではせん妄出現が 3% であったのに対して，65〜74 歳では 14%，75 歳以上では 36% であったことが観察研究で報告されている [6].

- 整形外科の術後せん妄出現について，非認知症患者では 32% であったのに対して認知症患者では 100% であったことが観察研究で報告されている [7].

- ICU でのせん妄出現患者では 63% がその後 48 カ月間に認知症を発症したが，せん妄出現しなかった患者では同期間の認知症発症は 8% にとどまったことが観察研究で報告されている [8].

- 老化の過程で進展する慢性虚血性変化が明らかな脳ほど，血液脳関門の透過性の亢進を示す [9]. それは神経炎

JCOPY 498-22932

症と関連し，透過性の亢進した血液脳関門から炎症や低酸素や薬物シグナルが中枢側に伝わってミクログリアが活性化され，アストロサイトや神経細胞に影響を及ぼす．

・低酸素機序については，術前のヘモグロビン低値や術中の酸素飽和度の低値と術後の認知機能低下やせん妄との関連が示されている．また，低酸素状態ではグルタミン酸やドパミンの遊離が促進し，アセチルコリンの合成や遊離が抑制されることが示されている．

・手術，炎症，外傷など様々な生体ストレス下では糖質コルチコイドが上昇するが，そのホメオスタシスが不調をきたす状況では，糖質コルチコイドの受容体が濃密に存在する海馬でグルタミン酸遊離を促進することが示されている．実際，糖質コルチコイドの全身投与ではせん妄，うつ，躁，精神病症状，認知・記憶障害といった症状が60％に至る頻度で出現する．

・睡眠覚醒サイクル障害については，長期間の睡眠遮断で認知の問題やせん妄が惹起され，前炎症性サイトカインの増加，副交感神経系抑制と交感神経系亢進，夕方のコルチゾール値上昇などとの関連が示されている．

　これらは臨床感覚からいずれもせん妄惹起の機序として納得でき，しかも複合的であろうことは想像に難くない．このような視点でベッドサイドに立つと，発生しているせん妄の病態に合点がいくことが多い．基礎研究でも，リポ多糖や細菌惹起の末梢炎症によるミクログリアの活性化が明らかにされており，敗血症惹起のせん妄の動物モデルとなっている[10]．

　以上の基本的な知識を踏まえて，診療に臨むことにしよう．

Ⅱ. 診療

診察前に得たい情報

　診察前に得られれば理想的と思われる項目を表1に列挙した．入院中に発生するせん妄を想定しているため，これらに関する情報は主治医や病棟看護師から直接あるいは診療録や看護記録，検査結果から得る．家族が付き添っていれば家族からも得る．

　もちろん，すべての項目が診察前に明らかになるわけではない．しかも，同時に複数のせん妄患者の依頼がくることが多いため，すべての情報を得るほど各症例に時間をかけることはほぼ不可能である．しかし，それで構わない．せん妄は臨床像が短時間に変動する急性精神疾患であるため，可能な限り早い時間帯に具体的な診療計画や今夜の方針を立てる必要がある．したがって，限られた情報でも即座に対応することの方が，現場での意義ははるかに大きい．

　表1に沿って，項目ごとに補足する．

表1▶せん妄の概念

項目	必要な理由	情報源
依頼理由：不穏・落ち着かないなど		主治医・病棟看護師
患者あるいは家族の診察の諾否	直接診察するか間接的に助言するかの選択	主治医・病棟看護師
年齢・性別	高齢はせん妄リスク因子	
入院日	近時記憶の評価に有用	診療録・看護記録
入院理由	せん妄リスク・機序の推定	診療録・看護記録
手術の有無と手術日・その内容	せん妄リスク・機序の推定，介入経路の選択	診療録・看護記録
依頼理由となった症状の詳細	鑑別，介入法・程度の選択	主治医・病棟看護師・看護記録

既往歴・併存症	せん妄機序の推定，介入法・程度の選択	入院時の診療録・看護記録
糖尿病の有無	クエチアピン・オランザピンの使用可否	入院時の診療録・看護記録，HbA1c
飲酒習慣とその量・最終飲酒日時	アルコール離脱機序の検討	入院時の診療録，患者・家族の陳述
常用向精神薬	せん妄リスク・機序の推定，介入法の選択	入院時の診療録，持参薬の記録・くすり手帳
投与中の薬剤：オピオイド，ステロイドなど	せん妄リスク・機序の推定，介入法の選択	診療録・処方記録
キーパーソン・家族の特徴	説明を要する際の対象の特定，介入法の選択	入院時の診療録・看護記録
発症前の認知機能，自律性	せん妄リスク・機序の推定，介入法の選択	入院時の診療録・看護記録，家族の陳述
バイタルサイン，SpO₂ の推移	せん妄リスク・機序，せん妄の推定	看護記録
摂食量の推移	せん妄リスク・機序，せん妄の推定	看護記録
最新の CRP および前値との比較	せん妄リスク・機序，せん妄の推定	血液生化学検査結果
eGFR，CKD および腎透析の有無	介入法・程度の選択	血液生化学検査結果
HbA1c	クエチアピン・オランザピンの使用可否	血液生化学検査結果
QTc	QT 延長作用をもつ向精神薬の使用可否	心電図
頭部 MRI/CT	急性変化，慢性虚血性変化・萎縮の程度	頭部 MRI/CT
脳波の基礎活動・突発活動	せん妄診断の補助	脳波
脳脊髄液の細胞数・蛋白濃度	せん妄診断の補助	脳脊髄液

1 依頼理由

　不穏・落ち着かないなど，具体的に主治医・病棟看護師が困っていること，してほしいことを明確にしてもらう．患者本人からの依頼の場合も同様である．

2 患者あるいは家族の診察の諾否

　患者あるいは家族の中には，精神科医の診察を忌避する者が少数ではあるが存在する．このため主科あるいは病棟看護師に精神科医による診察の諾否を確認してもらう必要がある．せん妄リスク因子の1つである高齢の患者では，入院時オリエンテーションの際に，せん妄が起きる可能性について図解パンフレットを用いて説明しておくと，いざせん妄が起きた際に精神科医の診察を拒むということはめったにない．

　それでも拒む場合には診察は避けるが，現場が困っていることに変わりはないわけであるから，直接診察以外で得られる情報を総合して主治医・病棟看護師に助言する．

3 年齢・性別

　言うまでもなく必須事項であるが，特に，高齢はせん妄リスク因子である．

4 入院日

　診察時に近時記憶障害の有無を判断する参考として入院日あるいは入院してからの期間を質問するため，入院日を知っておく必要がある．

5 入院理由

　入院理由となった疾患がせん妄を惹起しやすいものかどうかは，せん妄の診断や機序の推定に必須である．

6 手術の有無と手術日・その内容

　術後せん妄という言葉があるほど高齢者が手術を受けるとせん妄リスクは高まる．したがって入院中に手術が行わ

れたか，あるいは行われるのかを把握することは重要である．そして手術日を知っておく必要もある．特に消化管手術の場合，侵襲の大きさによるが術後内服させられない期間が発生する．その期間にせん妄が出現する場合は消化管でない介入経路を選択しなければならないからである．

7 依頼理由となった症状の詳細

依頼理由が例えば「落ち着かない」という場合，せん妄以外にも，認知症ゆえに置かれた状況を理解できない不安から発症することは珍しくない〔認知症に伴う行動・心理症状（BPSD）〕．依頼理由となった症状の詳細は，せん妄とそれ以外との鑑別に重要な情報となる．

また，興奮といっても程度は様々であるし，攻撃的な興奮もそうでないものもある．このような興奮の程度と質に関する情報は，それに応じて介入法の種類と強度を選択することになるため非常に重要である．

8 既往歴・併存症

既往歴・併存症がせん妄機序の推定に重要な情報であることは言うまでもない．介入法の選択にかかわる疾患としては，禁忌とされる向精神薬のある糖尿病（後述）やパーキンソン病があげられる．パーキンソン病ではハロペリドールが禁忌とされている．また，脳卒中の既往があって攻撃的であったり粘着であったりすれば，抗てんかん薬系の気分安定薬が選択肢になる．投与量の決定に際して参照するものとしては，肝機能や腎機能（後述）があげられる．

9 糖尿病の有無，HbA1c

既往も含めて糖尿病患者に，オランザピンおよびクエチアピンは禁忌とされている．禁忌として厳しく規制してい

るのは日本だけであり，特にせん妄の治療に最も使われるクエチアピンが該当することはせん妄臨床の足かせとなっている．しかし，患者家族の中には，患者の状態が悪化した際に投与された薬物の副作用を疑って攻撃的な姿勢を取る場合がある．そのような時，簡単に入手できる添付文書で投与されている薬剤が禁忌事項にあがっていれば，火に油を注ぐ状況となる．経験上，あるいは諸外国の状況から，あるいは科学的に納得がいかなくても，日本で診療する上では予測される面倒は避けることが賢明である．

10 飲酒習慣とその量・最終飲酒日時

出現した症状がアルコール離脱症状として説明可能かどうか検討する上で必須である．

11 常用向精神薬

GABA-A受容体（ベンゾジアゼピン結合部位）作動薬など服用中の向精神薬がせん妄を惹起していないか検討する上で，必須の情報である．また，介入法を選択する際，多剤併用の患者に対しては強めのせん妄対策を要することが多いため，常用向精神薬の種類と量は重要な情報である．

12 投与中の薬剤

オピオイド[11]，糖質コルチコイド（いわゆるステロイド）[4]，抗パーキンソン薬などせん妄惹起のリスクが比較的高い薬剤の服用に関する情報は重要である．これらの薬剤がせん妄の主因であると推定される場合，中止や減量・薬剤変更の可能性について検討する価値はある．ただし多くの場合，中止できない．そのような状況でのせん妄対策には，抗精神病薬のような作用の強いもの，あるいは半減期の長めのものを選択したり，多めの量を設定したりする．

13 キーパーソン・家族の特徴

　説明を要する際の対象を特定しておくことは必要事項である．また，医療者の誠意が伝わる家族であるかどうかは，適応外のあるいは査定される可能性のある治療を医学的には必要と判断するときに，踏み込んでするかどうかを左右する重要事項である．

14 発症前の認知機能，自律性

　せん妄の診断において見当識を確認することは必須であるが，発症前から認知症がある患者については，意識障害の診立てのための見当識障害の所見の価値は下がる．病棟生活での自律性の程度も発症前と比べて検討する必要がある．また，入院を契機に BPSD としての言動異常がしばしば出現するが，状況理解できないゆえの不安を背景とするため，介入法がせん妄とは異なってくる．

15 バイタルサイン，SpO$_2$ の推移

　発熱した状態はせん妄リスクであるし，解熱傾向か逆かはせん妄の病勢を見通す情報となる．また，せん妄状態は交感神経系の亢進を反映して頻拍であることが多いため，心拍数の推移もせん妄の病勢を見通す情報となる．炎症と並んで低酸素症はせん妄を惹起する基本的な生理学的変化であるため，SpO$_2$ の値やその推移はせん妄リスク・機序，せん妄の推移の推定に重要な情報となる．

16 摂食量の推移

　低栄養はせん妄リスクであるし，摂食量のむらはせん妄の推移を推定する情報になる．

17 最新の CRP および前値との比較

炎症はせん妄を惹起する基本的な生理学的変化であるため[4]，CRP の値やその推移はせん妄リスク・機序，せん妄の推移の推定に重要な情報となる．

18 eGFR，CKD なら腎透析の有無

腎機能障害患者では，腎排泄が主となる薬剤は排泄が遅延するため，副作用が出現しやすくなる．このため選択した薬剤の量を控え目に設定する必要がある．せん妄で頻用されるリスペリドンはその典型である．

19 QTc

QT 延長は Torsade de pointes（TdP）や心室細動などの重症心室性不整脈のリスクであり突然死につながりうる．0.5 秒以上の場合，QT 延長作用のある薬剤の使用は避けることが望ましい．

20 頭部 MRI/CT

頭部画像は，脳炎，脳卒中，脳腫瘍，脳挫傷など，せん妄の機序として脳の急性変化があるかどうかを検討するための明瞭な情報である．また，高齢者では慢性虚血性変化や萎縮の程度を確認する情報として有用であり，特に慢性虚血性変化が明瞭で易怒性や粘着性が診療・看護行為に支障をきたす場合は抗てんかん薬系の気分安定薬が選択肢にあがってくる．

21 脳波の基礎活動・突発活動

意識障害なのか緊張病性昏迷なのか微妙な症例は珍しくない．その際に脳波の基礎活動が速めなのか遅めなのかは

鑑別に有用な情報となる．また，非けいれん性てんかん重積との鑑別にも有用である．

22 脳脊髄液の細胞数・蛋白濃度

　意識障害か緊張病性昏迷か迷う症例で，その機序として脳炎の関与があるかどうか明瞭にしたい場合，脳脊髄液の所見は有用である．

2 診察

2-1. 患者へのアプローチ

　患者の診察の承諾が得られている場合，精神科医として
訪れたことを告げるが，家族のみの承諾の場合，本人には
「睡眠や気分をコントロールするチームの者です」などと
オブラートに包んだ言い方をする方が円滑な診察を行え
る．本人のみならず家族も精神科医の診察を拒む場合，し
かし主治医や病棟看護師は困っているわけであるから，診
察以外から得られるあらゆる情報を基に相談に乗り，助言
する形をとる．主治医や看護師が本人と話す様子を観察す
ることも有用な手段である．

JCOPY 498-22932

2-2. 診察時に確認すべき項目

　診察時に確認すべき項目を表 2 に列挙した．それに沿って，項目ごとに補足する．

1 注意の障害・変動

　覚醒しているが清明でない意識状態では，見当識が障害されていることが多い．しかし，認知症が併存していれば見当識障害は必ずしも意識障害の所見にはならない．したがって，意識の水準をさらに繊細に観察する必要がある．その指標が注意である．訪室した際に自ら注意を向けるか？　呼びかけにようやく注意を向けるのか？　繰り出す質問に対応した回答をできるか，つまり注意を維持できるのか？　注意の固着はないか？　固着について説明する．例えば対面でお互い見つめ合う状態は緊張が生まれるので，正常な意識水準であれば適当に視線をそらしつつ戻し

表 2 ▶ 診察時に確認すべき項目

項目	必要な理由
注意の障害・変動	意識水準とその変動の有無の評価
言動異常を呈したことの記憶	意識水準の変動の有無の評価
見当識：年月日・場所	意識水準あるいは認知機能の評価
近時記憶	認知機能の評価
睡眠，睡眠覚醒サイクル	睡眠覚醒サイクル障害の有無
言動異常の内容	せん妄とその他の疾患・状態との鑑別
（診察前に情報がなければ下記 2 点）	
飲酒習慣とその量	表 1 参照
常用向精神薬	表 1 参照

つつ会話を進める．一方，軽い意識の曇りがあると見つめ合う状態が苦痛でないため，視線が話者に向かって固着した状態になる．

このような注意が向くか，維持できるか，固着しないかといった視点で観察すると，短い診察時間の中でも注意の在り様に変動を見てとれることが少なくない．

2 言動異常を呈したことの記憶

せん妄状態で出現した異常言動について，意識障害下での出来事であるためその記憶が全く欠損しているということは少なくない．断片的に記憶していることもある．最も困るのは，歪んで記憶されていることである．夜間，暴力的に興奮するため看護師がやむなく徒手拘束したり暫時の身体拘束をしたりすることはあるが，それについて「酷いことをされた」と被害的に記憶して翌朝憤慨している光景はときにある．患者がその被害的に歪んだ記憶を，事情を知らない家族に話して問題を複雑化させるといったこともときにある．しかし，せん妄リスクの患者の入院時に家族も含めて起こりうるせん妄について予め説明することが励行されている現在，以前よりそのようなケースは減っていると感じる．

3 見当識：年月日・場所

必須の質問項目である．その診療録への記載に際して，若干の注意点を述べる．例えば，月日について正答したとしても，即答であったのか否かで清明度あるいは認知機能の程度は異なる．したがって，「即座に正答」あるは「かなり時間をかけて正答」と記載することが，微妙な意識水準を評価するせん妄診療では重要である．月日を間違った場合も，単に見当識は障害されているという記述でなく，

JCOPY 498-22932

「…12 日？ 13 日かな，…5 月」などと時間をかけて試行錯誤した様子が伝わるように記載すると，後から診察場面をありありと想起でき，時間軸で臨床像を評価する際に役立つ．月の見当がつかない場合，「何月頃？　季節は？」と緩めた質問を付け加えると，障害の程度が際立つ．

　何年かについても省略せずに問う必要がある．これは意識水準の評価より認知機能水準の手がかりになる．月日を即答できた人でも何年かは見当がつかないといった周囲に気づかれにくい程度の認知機能低下が潜行する人は稀でない．また，質問する際，元号も質問者側から言ってはならない．意外にも「昭和…」と答え始める人は多く，そのほとんどは質問の主旨を生年月日と取り違えているわけではない．

　場所についても基本に忠実に尋ね，どのように間違った回答をしたか，具体的に記載する．「ここは何という病院ですか？」といった最も重要な病院と認識できているか否かを判別できなくするような質問の仕方をしてはならない．

4 近時記憶

　夜間のみせん妄を呈して現在はせん妄状態にない，つまり意識の清明な状態の患者に，認知機能水準を評価するために簡単な質問をする．例えば，現在の月日を正答した患者なら入院日を問い，現在の月日を正答できなかった患者には入院してからのどのくらい経つかを問う．長谷川式簡易知能評価スケール（HDS-R）やミニメンタルステート検査（MMSE）をすれば認知機能低下の程度をある程度詳細に評価できるが，せん妄診療においては認知症診療と異なり，通常そこまでは求められない．それに時間をかけるより，日々複数発生する新患をその日のうちに診て対処し，経過観察中の患者の診療を毎日行うことの方がはるか

に重要である.

5 睡眠, 睡眠覚醒サイクル

　診察時に傾眠の場合, せん妄にほぼ必発の睡眠覚醒サイクル障害の顕著な徴候と捉えられる. ただし, 前夜に興奮が強くて主科からハロペリドールやリスペリドンなどの抗精神病薬あるいは鎮静薬を投与された影響が残っている状態を見ていることもあるため, 前夜の使用薬剤の確認は必須である.

　覚醒している場合, 前夜眠れたかを問う. それは入眠できなかったのか, 中途覚醒して再入眠できなかったのか, 熟睡感に欠けたのかといった詳細も確認し, 看護記録で裏付けをとる. 同時に, 睡眠薬が使われた上での症状なのか, そうならどの睡眠薬かといった情報を照合する. また, 入院前の睡眠状況はどうであったかも確認しておく.

6 言動異常の内容

　幻視・錯視・幻聴・錯聴や浮動性の妄想的な異常言動であったのか, 単に状況把握できない不安から興奮して帰宅要求などをしているのか, 患者の言動・臨場した看護師からの情報・看護記録から見極める. 不穏だと即せん妄と短絡することが多いが, 前者はいかにもせん妄らしいのに対して, 後者は認知症に伴う行動・心理症状（BPSD）の可能性が高い. これらは治療的アプローチが異なるため, 注意深い鑑別を要する. しかし, 認知症はせん妄の大きなリスク因子であり, 時間帯によってせん妄の要素が強かったりBPSDの要素が強かったりと重なることもしばしばある.

　脳卒中や脳炎など脳への直接侵襲があった場合, 意識が清明化してからも興奮や情動不安定さが目立つ通過症候群

JCOPY 498-22932

の状態が続くことが頻繁にある（後述）．また，統合失調症などの陽性症状が入院環境で顕在化することもある．知的能力障害では入院中，BPSD 的な反応を示す場合がある．

2-3. 診察の流れ

　図4に沿って，実際の診察の流れを解説する．

① 睡眠を話題に自然にアプローチ

　まず，患者に警戒心を起こさせないように，患者にとって最も身近で最もソフトな質問である睡眠の話題からアプローチする．

② 言動異常とその内容に言及，言動異常の記憶の有無の確認

　せん妄状態で出現した異常言動について，その記憶が全く欠損していたり断片的に記憶していたりして，自らあるいは看護師に説明されて不安に感じている場合，診察には協力的である．一方，被害的に歪んで記憶されている場

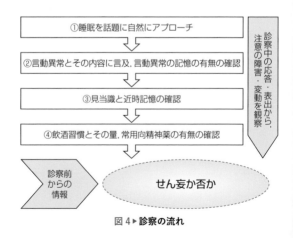

①睡眠を話題に自然にアプローチ

②言動異常とその内容に言及，言動異常の記憶の有無の確認

③見当識と近時記憶の確認

④飲酒習慣とその量，常用向精神薬の有無の確認

診察中の応答・表出から，注意の障害・変動を観察

診察前からの情報

せん妄か否か

図4 ▶ 診察の流れ

合，診察への非協力のみでなく拒薬という面倒な状況に陥るため，異常言動に関する問診は深追いしない．

③ 見当識と近時記憶の確認

「初めての診察の際に必ず確認しなければいけない簡単な質問で恐縮ですが，」などと前置きして見当識や近時記憶に関して問う．

④ 飲酒習慣とその量，常用向精神薬の有無の確認

予め情報が得られていなければ，あるいは確認のために飲酒習慣・常用向精神薬について問う．

これら一連の流れの中で，診察中の応答・表出から，注意の障害・変動を観察し，診療録・看護記録の情報を総合して，せん妄か否かの診断をする．

2-4. せん妄の診断

1 診断基準

　せん妄の診断には，国際標準である米国精神医学会の診断基準 DSM-5 を用いるのが正式である[1]．次の項目を満たすことが必須である.

A. 注意の障害および意識の障害

B. その障害は短期間のうちに出現し，もととなる注意および意識水準からの変化を示し，さらに1日の経過中で重症度が変動する傾向がある.

C. 認知（記憶，見当識，言語，視空間の弁別能力，知覚）の障害を伴う.

D. 基準AおよびCに示す障害は，他の既存の，確定した，または進行中の神経認知障害（認知症）ではうまく説明されないし，昏睡のような覚醒水準の著しい低下という状況下で起こるものではない.

E. 病歴，身体診察，臨床検査所見から，その障害が他の医学的疾患，物質中毒または離脱，または毒物への暴露，または複数の病因による直接的な生理学的結果により惹き起こされたという証拠がある.

　せん妄には様々な評価尺度があるが，例えばよく知られている Confusion Assessment Method（CAM）はベッドサイドでせん妄の見逃しを減らすためのスクリーニング・ツールである[12]．診断および重症度評価ができる Delirium Rating Scale-Revised-98（DRS-R-98）は項目数が多いため，日常臨床というより研究向きである[13]．DSM-5 による診断の裏付け，および症状推移を数値化で

JCOPY 498-22932

きる.

2 せん妄の活動型

　せん妄の診断上, もう1点留意すべきはその活動型である. 過活動型, 低活動型, 混合型の3型があるが, 興奮を伴うため否応なく目につくのは過活動型および混合型である. 一方, 低活動型は, 不安, 抑うつ, 無欲様といった症状が表面的には目立つため, 意識水準の変動に焦点を当てた診察を行わないとうつ病と誤診される. コンサルテーションの際に「うつっぽい」「不安が強い」といった依頼理由があることが多い. 言うまでもなくうつ病の中核症状は抑うつ気分, 興味・喜びの喪失であり, 意識の曇りとその変動が主病像ではない. 横断面と病歴・検査所見を併せて総合的に判断する.

　それほど多い臨床状況ではないが, 低活動型せん妄なのか緊張病性昏迷なのかうつ病の制止なのか判断に迷う場合に, 脳波は有用である. 基礎活動が, 覚醒度の障害であるせん妄では 8 c/s の slow α 以下に徐波化することが多いが, 過覚醒となる緊張病性昏迷では筋電図の混入で判別しにくいものの周波数が高めの α 活動を示すことが多く, うつ病の制止では通常の α 活動となることが多い. ただし, 高齢者では α 活動は slow になる傾向があることも勘案して判断する必要がある.

3 鑑別診断

　これまでにも部分的に触れてきたが, 下記に列挙する.

① BPSD
- 急性エピソードとしての発症ではない.
- 意識の曇りとその変動が主病像ではない.
- 入院理由や入院環境を理解できず, それらへの不安が本

質的に影響している.

② レム睡眠行動障害
- 睡眠後半のエピソードが多い.
- 悪夢と一致する寝言や叩いたり蹴ったりする異常行動
- 呼びかけや体を揺さぶることで容易に抑制できる.

③ むずむず脚症候群
- 下肢のむずむずする, 火照る, じっとしていられない感覚のために眠れないという特徴的な症状. 自ら訴えない患者もいるため確認することが必要.

④ 精神病性の興奮
- 初発の場合, せん妄の年齢層より若い. 精神病性エピソードの病歴があることが多い.
- 意識の曇りとその変動が主病像ではない.
- 陽性症状が認められる.

⑤ うつ病の制止
- 意識の曇りとその変動が主病像ではない.
- 抑うつ気分, 興味・喜びの喪失が主病像である.
- 気分障害の病歴に留意する.

JCOPY 498-22932

　せん妄の惹起因子としての身体疾患，薬物・薬剤因子への対策が最重要である．よく知られている対策として
- 脱水や便秘の治療
- 低酸素症対策としての酸素飽和度の適正化
- 不動対策としての術後早期からの理学療法
- 感染症の治療
- GABA-A 受容体（ベンゾジアゼピン結合部位）作動薬や抗コリン作用の強い薬剤などせん妄惹起薬剤の中止や切り替え
- 疼痛管理

があり，これらを総合的に実施する非薬物療法的介入はせん妄発症を減らすエビデンスがある[3]．

　しかし，多くの場合，惹起因子は複合的であり，除去できない惹起因子もある．また，せん妄は急性の行動障害として危険を伴うため，即応の必要がある．したがって，短期的な治療技術や予防方略を行使することは必須である．エビデンスの少ない領域であるため，現時点では薬理学的特性を勘案した臨床経験からの推奨になる．

　この項ではせん妄に対する具体的な介入法について，下記の様式で示す．

①指示（指示簿に入力する内容）・plan（診療録の plan に記述する内容）

②上記のエビデンス

　なお，投薬上注意すべき身体状況として，下記について考慮する．

• 呼吸器疾患

　低酸素症はせん妄惹起の一大要因であり，コンサルテーション・リエゾンの需要は多い．SpO_2 が正常域に回復しても暫時せん妄が続くことは珍しくない．抗精神病薬使用時は，他のせん妄機序の場合にも増して，錐体外路症状の出現に留意し，誤嚥性肺炎への進展を防ぐ．

• 循環器疾患

　不整脈を呈する患者にせん妄治療を行う場合，初期投与量は控えめに設定し，その不整脈が薬剤投与によって悪化しないか心電図を確認する必要がある．特に，抗精神病薬の多くは軽度であるが QT 延長に傾くため，予め QTc を確認しておくことが望ましい．心不全の患者に対しても初期投与量は控えめに設定するのが理想であるが，それでは激しい興奮を鎮静できないことがしばしある．そのような場合は，抗精神病薬のみに頼らず，通常精神科医が扱わない鎮静系の薬剤に暫時まかせる（循環器内科医などによる）のが安全と思われる．

• 肝機能障害

　肝機能障害下では，代謝能の低下により投与薬剤とその代謝産物との平衡に変化が生じること，アルブミンなどの血漿蛋白の減少により結合型と遊離型との平衡に変化が生じることから，効果の不安定さや低用量からの副作用の発現といった問題が発生しうる．しかし，前者については，グルクロン酸抱合を主とする活性代謝産物が少ない薬剤を選択することでその影響を低くすることができると考えられている．

　ハロペリドールの代謝には CYP2D6 が関与することが知られているが，グルクロン酸抱合も重要な位置を占めている [14]．このことはハロペリドールが肝機能障害の際のせん妄治療に有利であることを示唆している．第二世代抗

精神病薬のうちグルクロン酸抱合による代謝経路の位置付けが明らかでないリスペリドンやクエチアピンでは，肝機能障害時には通常より控えめの量から投与開始する方が理論的にはよいと考えられる．

・腎機能障害

　腎機能障害下での薬剤投与に際しては，アルブミンなどの血漿蛋白結合能の低下による遊離型薬物の増加や，活性代謝産物も含めた薬物の排泄遅延による蓄積といった事項を検討する必要がある．具体的には，日本腎臓学会によるCKD ガイド（https://www.jsn.or.jp/guideline/ckd2012.php）で，腎機能の程度に応じた推奨用量を確認しながら投薬する．

・消化管疾患

　消化管の手術後を含め，消化管を薬剤が通過することが不可の状態では，ほぼハロペリドールの経静脈投与に限られていた．しかし，口腔内粘膜吸収のアセナピンや経皮吸収のブロナンセリン貼付剤といった選択肢が加わっている．また，食道癌など通過障害ゆえに内服させにくい状態なら，オランザピン口腔内崩壊錠などの極めて溶けやすい剤形は試みる価値がある．

　また，薬剤の相互作用については，主要なものは覚え，投与の際に添付文書などを確認するとしても，膨大な情報量を網羅するのは困難である．薬剤科からアラートがなされるシステムが安全である．

3-1. せん妄リスクのある不眠

せん妄のリスク因子として，英国の NICE ガイドラインでは，65歳以上，せん妄の既往，認知症，現在の股関節骨折，重症化する身体状況をあげており[15]，国立がん研究センター東病院の DELTA プログラムでは，70歳以上，脳器質的障害（脳転移含む），認知症，アルコール多飲，せん妄の既往，ベンゾジアゼピン系内服をあげている[16]．この他にも様々なリスク因子があるが，最も単純で広く包含できるのは高齢であり，ここで対象にするせん妄リスクのある不眠とは，高齢者の不眠と捉えてもらってよい．その対策は，睡眠覚醒サイクル障害がほぼ必発であるせん妄の予防対策になる．

表3に，精神科医が不眠患者に投与しうる薬剤を列挙した．これを参照しながら以下を読み進めていただきたい．

1 指示・plan

- ラメルテオン（ロゼレム®，8mg）
  1錠　1×夕食後（1時間経過した頃）
- 不眠時：スボレキサント（ベルソムラ®，15mg）
  ないし
  レンボレキサント（デエビゴ®，5mg）1錠
- 不穏時：クエチアピン（セロクエル®，25mg）
  1錠，ただし糖尿病患者には禁忌のためペロスピロン（ルーラン®，4mg）1錠　3回まで
  GABA-A 受容体作動薬の睡眠薬（ベンゾジアゼピン系・非ベンゾジアゼピン系）を常用していない場合は上記

JCOPY 498-22932

表3▶精神科医が不眠患者に投与しうる薬剤

種類	薬剤名	特徴	投与法	せん妄リスク患者への投与
メラトニン受容体作動薬	ラメルテオン	加齢に伴い分泌減少するメラトニンを補い睡眠覚醒サイクルを改善	せん妄予防の視点からは，添付文書に記載された就寝前より，夕食後1時間後程度など早めの投与が効果的な可能性	せん妄予防効果がRCTで実証されており，第一選択として望ましい
オレキシン受容体拮抗薬	スボレキサント，レンボレキサント	オレキシンの覚醒維持作用を阻害して睡眠覚醒サイクルに介入	就寝前，あるいは不眠時	せん妄予防効果がRCTで実証されており，第一選択として望ましい
GABA-A受容体（ベンゾジアゼピン結合部位）作動薬	ゾルピデムなど多数	脳に広汎に分布する抑制系のGABA作動性神経の機能亢進	就寝前，あるいは不眠時	せん妄リスク薬剤であるため避けるべき
抗うつ薬	トラゾドン，ミアンセリン，ミルタザピン	5-HT$_2$受容体拮抗による徐波睡眠増強，後2剤はH$_1$受容体拮抗も	夕食後ないし就寝前，あるいは不眠時	せん妄予防的に作用する可能性があり，第二選択となりうる
抗ヒスタミン薬	ヒドロキシジン	ヒスタミンがH$_1$受容体に結合することでもたらされる覚醒作用を阻害	点滴投与できることに存在意義がある．生理食塩水50 mLで希釈して就寝前，あるいは不眠時	Beers Criteriaに第一世代抗ヒスタミン薬は抗コリン作用が強いため避けるべきとあるが，ヒドロキシジンの抗コリン作用は弱く，せん妄リスク患者にも投与可能
ガバペンチノイド	ガバペンチン，プレガバリン	興奮性神経終末のCaチャネルα$_2$δリガンドでグルタミン酸神経系を抑制しGABA神経系を亢進．徐波睡眠の増強，鎮痛	夕食後ないし就寝前，あるいは不眠時	疼痛を伴う患者では第一選択になりうる．その他の患者にも選択肢として検討する価値はある．
抗精神病薬	クエチアピンなど多数	覚醒作用をもつ種々のモノアミン神経系の抑制	夕食後ないし就寝前，あるいは不眠時	せん妄の治療効果までもつが副作用リスクを勘案すると第二ないし第三選択となりうる．

のとおりである．GABA-A 受容体作動薬の睡眠薬を 1 種
類常用している場合，入院中は上記指示に切り替える．
GABA-A 受容体作動薬の睡眠薬を 2 種類常用している場
合，そのうち 1 種類を残して入院中は上記指示に切り替え
る．

2 上記のエビデンス

a) メラトニン受容体作動薬

　メラトニンは夜間に分泌されて様々な生理作用を発揮す
るが，主要な作用の 1 つが睡眠覚醒サイクルを生理的に保
つことである．その睡眠覚醒サイクルの障害はせん妄に必
発の臨床像であるため，加齢に伴いメラトニン分泌が減少
することを勘案すると，メラトニンを補充することでせん
妄予防できるのではという発想に至る．これまで 3 つのプ
ラセボ対照ランダム化比較試験（RCT）が実施された．
まず 2010 年に，Sultan らが腰椎麻酔下に股関節手術を受
ける患者を対象にしたメラトニンのせん妄予防に関する
RCT を報告した [17]．実薬群 9.43%（5/53）対プラセボ群
32.65%（16/49）（$P=0.003$）という結果で，メラトニン
予防投与群では有意にせん妄出現が低頻度であった．しか
し，効果指標などに不十分さを否めず，本格的な報告は
2011 年，Al-Aama らの RCT の報告になる [18]．高齢の急
性内科疾患で入院する患者を対象に 0.5mg のメラトニン
あるいはプラセボが割付けられ，実薬群 12%（7/61）対
プラセボ群 31%（19/61）（$P=0.014$）という結果で，メ
ラトニン予防投与群で有意にせん妄出現が低頻度であっ
た．2014 年に股関節手術を受ける患者を対象として de
Jonghe らによって実施された RCT では，メラトニン 3
mg 割付け群のせん妄出現率は 29.3%（55/186），プラセ
ボ群では 25.5%（49/192）（$P=0.40$）という結果で，せ

JCOPY 498-22932

ん妄出現率においては有意差を見いだせなかった[19]. しかし, 実薬群の方が出現したせん妄の持続時間は有意に短かったことから, メラトニンのせん妄予防効果が部分的に観察できたと解釈して支障ない.

2014 年, われわれが実施したメラトニン受容体作動薬であるラメルテオンを用いたプラセボ対照 RCT では, さらに良い成績を示すことができた[20]. 急性疾患で ICU などに入院する患者を対象にラメルテオン 8 mg あるいはプラセボを割付けて観察した結果, 3%（1/33）対 32%（11/34）（$P=0.003$）で実薬群のせん妄出現が有意に低頻度であった. ラメルテオンはメラトニンよりメラトニン 1 受容体（MT_1）およびメラトニン 2 受容体（MT_2）への親和性がそれぞれ 6 倍および 3 倍高く, かつ試験で使用した量の違いも相まってラメルテオンの高い予防効果が実証されたものと推察される. せん妄の重要なリスク因子である認知症あるいは軽度認知機能障害の患者に限定した二次解析でもラメルテオンのせん妄予防効果が揺らがなかったことは, 特筆に値する[21]. ラメルテオンのせん妄予防効果はその後 Nishikimi らも ICU 環境での RCT の結果を報告している[22].

さらに, われわれは上述の RCT で実証したメラトニン受容体作動薬や後述のオレキシン受容体拮抗薬のせん妄予防効果を前向きに実臨床で大規模に検証した[23]. 精神科常勤医のいる 9 つの総合病院で 1 年間にわたって, せん妄リスク患者の不眠あるいは前夜にせん妄を呈した患者の当夜の不眠に対してラメルテオン/スボレキサント投与を設定し, せん妄（DSM-5）の出現を主要評価項目として 1 週間観察した. 総数 948 例のうち, せん妄リスクのみの患者は 526 例であった. このうち両剤の投与がなかった 125 例のうち 30 例（24.0%）にせん妄が出現したのに対

し，いずれかが投与された 401 例では 63 例（15.7%）の
せん妄出現にとどまった（OR 0.48，95% CI 0.29-0.80，
P＝0.005）．ラメルテオンのみが投与された患者では，19
時投与群は 21 時投与群よりせん妄出現が少なかった
（7.4%［4/54］対 20.5%［24/117］，RR 0.36，P＝0.044）．
これらの結果から，実臨床においてもせん妄リスク患者に
ラメルテオンおよびスボレキサントはせん妄予防的に作用
すること，ラメルテオンは就寝前より 19 時頃の服用の方
がせん妄予防効果が高い可能性が示唆された．

　以上のエビデンスから，ラメルテオンはせん妄リスク患
者の不眠に第一選択として望ましい．

b）オレキシン受容体拮抗薬

　メラトニン受容体作動薬によるせん妄予防効果が示され
たことは，せん妄の中核的な臨床像である睡眠覚醒サイク
ル障害の修正がせん妄予防に有効であることを示唆してい
る．その視点から，覚醒維持物質であるオレキシンへの拮
抗作用は，作用が夜間に限定されるなら，メラトニンとは
裏腹なアプローチで睡眠覚醒サイクルを修正する可能性が
考えられる．そこでわれわれは，オレキシン受容体拮抗薬
であるスボレキサントのせん妄予防効果に関するプラセボ
対照 RCT を，救急入院する 65 歳以上の患者を対象にせ
ん妄（DSM-5）の出現を主要評価項目として実施し
た [24]．3 日間の観察期間にプラセボ群では 17%（36 名中
6 名）にせん妄が出現したが実薬群では 0%（36 名中 0 名）
で有意に少なかった（P＝0.025）．その背景に睡眠覚醒サ
イクルの改善傾向が観察された．スボレキサントのせん妄
予防効果はその後 Azuma らも ICU 環境での RCT の結
果を報告している [25]．

　せん妄予防効果を前向きに実臨床で大規模に検証した結

JCOPY 498-22932

果は前項に述べた通りである.

以上のエビデンスから, スボレキサントはせん妄リスク患者の不眠に第一選択として望ましい. なお, ラメルテオンは鈍化した睡眠覚醒サイクルを再構築する機序が推定されることから定時投与が望ましいと考えられるのに対して, スボレキサントはオレキシン神経伝達のスイッチオフによる睡眠導入機序であることから不眠時投与でも有効と推察される. 実際, 臨床現場でもその実感はある.

c) GABA-A 受容体作動薬

GABA-A 受容体作動性 (ベンゾジアゼピン系・非ベンゾジアゼピン系) の薬剤はせん妄を惹起する可能性のある薬剤であることから, せん妄リスクのある患者に使うのは妥当でない.

なお, 非ベンゾジアゼピン系といわれる薬剤は化学構造にベンゾジアゼピン骨格をもっていないだけで, 作用点はベンゾジアゼピン系と同様に GABA-A 受容体である. GABA-A 受容体には催眠作用に関与する ω_1 サブタイプと筋弛緩作用・抗不安作用に関連する ω_2 サブタイプがあり, 非ベンゾジアゼピン系睡眠薬は ω_1 サブタイプへの選択性が高く ω_2 サブタイプへの作用が弱いため, 筋弛緩作用が出現しにくいといわれる. その分, 転倒・ふらつきなどの副作用が少ないとされている. しかし, その代表的薬剤であるゾルピデムでさえオレキシン受容体拮抗薬のレンボレキサントと比較して有意にふらつきを呈することが示されている[26]. また, ゾルピデムは非レム睡眠の低周波帯を減少させる, つまり深睡眠を減少させることが報告されており, 睡眠導入はするが不自然な眠りをもたらすといえる[27].

また, 反跳減少を避けるために半減期の長いベンゾジア

ゼピン系がよいとする考え方があるが，現場の視点からは同意できない．高齢者で転倒リスクが高じるほか，非高齢者でもベンゾジアゼピン系はしばしば脱抑制の方向に作用するため，攻撃性を増強して対人的な困難を助長する．

JCOPY 498-22932

3-2. 夜間せん妄を呈した患者の次の夜の　予防対策

　夜間にせん妄状態を呈したが翌日の日中，意識が清明化している場合，次の夜のせん妄対策として，炎症・低酸素症，リスク薬剤，脱水，疼痛などのせん妄惹起因子の除去や運動による刺激などの非薬物療法的介入を行う．同時に不眠対策として，せん妄予防効果のある睡眠薬を優先する．

1 指示・plan

- ラメルテオン（ロゼレム®，8 mg）
  1 錠　1×夕食後（1 時間経過した頃）
- 不眠時：スボレキサント（ベルソムラ®，15 mg）
  ないし
  レンボレキサント（デエビゴ®，5 mg）1 錠
- 不穏時：クエチアピン（セロクエル®，25 mg）
  1 錠，ただし糖尿病患者には禁忌のためペロスピロン
  （ルーラン®，4 mg）1 錠　3 回まで

2 上記のエビデンス

　前項で触れたメラトニン受容体作動薬やオレキシン受容体拮抗薬のせん妄予防効果の前向き大規模検証[23]で登録された総数 948 例のうち，前夜せん妄出現した患者は 422 例であった．このうち両剤の投与がなかった 89 例のうち59 例（66.3%）にせん妄が出現したのに対し，いずれかが投与された 333 例では 133 例（39.9%）のせん妄出現にとどまった（OR 0.36，95% CI 0.22-0.59，$P<0.0001$）．この結果から，前夜せん妄出現した患者にもラメルテオン

およびスボレキサントはせん妄予防的に作用することが示唆された．なお，前述のせん妄リスク患者へのラメルテオン投与の観察研究結果と同様，ラメルテオンのみが投与された患者では，19時投与群は21時投与群よりせん妄出現が少なかった〔14.3%（8/56）対 53.3%（56/105），RR 0.27，$P<0.0001$〕．

JCOPY 498-22932

3-3. 日中もせん妄が遷延する場合

日中もせん妄が遷延する場合，あるいは夜間せん妄のみでも著しい過活動型や暴力を伴う場合，抗精神病薬を用いる．睡眠覚醒サイクル障害を避けるため，高齢者には，半減期の短いクエチアピンやペロスピロンが初回投与に向いている[28]（図5）.

口腔内崩壊錠のあるオランザピン，液剤および口腔内崩壊錠のあるリスペリドンは服用させやすいことが実務上有利である．特に口腔内崩壊錠は，多少の拒絶があっても完全には唾棄されないこと，食道癌のように通過障害があっても投与の支障になりにくいことがせん妄臨床における利

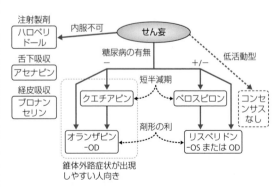

図5▶せん妄に対する薬物療法アルゴリズム

クエチアピン（セロクエル®），オランザピン（ジプレキサザイディス®），ペロスピロン（ルーラン®），リスペリドン（リスパダール OD®またはリスパダール内用液®），ハロペリドール（セレネース®），アセナピン（シクレスト®），ブロナンセリン貼付剤（ロナセンテープ®），OD（口腔内崩壊錠），OS（内用液）

点である．ただし，拒絶だけでなく攻撃的な患者には，指を噛みつかれる危険性がある．また，いずれも半減期が長いため，持ち越し作用に留意する必要がある．特に連用の際には，蓄積作用の視点から過鎮静に注意する必要がある．

内服できない場合はハロペリドールの注射剤が一般的で，効果面での確実性が高い．しかしハロペリドールは他の抗精神病薬より錐体外路症状が出現しやすい懸念がある[29]．また，点滴投与が自然な場合はハロペリドールを使えばよいが，点滴ルートがない場合，ハロペリドールの筋注は痛みを伴う．これに対してアセナピンは舌下吸収のため痛みを伴わず，消化管術後も使用可能である．また，舌下でなくても口腔内粘膜から吸収されるため，口唇の内側に投与できれば効果を期待できる．したがって拒薬のみであれば，アセナピンで対処できる場合もある．しかし，前述のとおり攻撃的な患者には指を噛みつかれる危険性がある．また，半減期が長いため，持ち越し作用・蓄積作用に留意する必要がある．ブロナンセリン貼付剤も内服不可あるいは拒薬の際の選択肢になるが，貼付剤という性質上，吸収は遅いため，不穏時指示には不向きである．また，半減期が長いため，持ち越し作用・蓄積作用に留意する必要がある．

いずれもせん妄に対して保険適用外であるが，ハロペリドール，クエチアピン，ペロスピロン，リスペリドンは厚労省通知により査定されない．

1 指示・plan

- クエチアピン（セロクエル®，25 mg）1 錠　1×夕食後
- 不眠時：スボレキサント（ベルソムラ®，15 mg）
  ないし
  レンボレキサント（デエビゴ®，5 mg）1 錠

JCOPY 498-22932

- 不穏時: クエチアピン (セロクエル®, 25 mg)

  1錠, 3回まで

  ただし糖尿病患者にはクエチアピンの代わりにペロスピロン (ルーラン®, 4 mg)

翌日は不穏時のクエチアピンを使用した分, 定時に加える. 例えば不穏時を1回使用して静穏化できたなら,

- クエチアピン (セロクエル®, 25 mg)

  2錠 1×夕食後

静穏化できなかったら,

- クエチアピン (セロクエル®, 25 mg)

  3錠 1×夕食後

  不穏時のクエチアピンも1回2錠にしてもよい.

クエチアピンでは全く効果不十分であるなら,

- オランザピン (ジプレキサザイディス®, 5 mg)

  1錠 1×夕食後
- 不眠時: スボレキサント (ベルソムラ®, 15 mg)

  ないし

  レンボレキサント (デエビゴ®, 5 mg) 1錠
- 不穏時: オランザピン (ジプレキサザイディス®, 5 mg) 1錠, 3回まで

  ただし糖尿病患者にはオランザピンの代わりにリスペリドン (リスパダール OD® またはリスパダール内用液®, 1 mg)

内服不能の場合,

- ハロペリドール (セレネース®, 5 mg)

  1/4A＋ヒドロキシジン (アタラックス P®, 25 mg)

  1A＋生理食塩水 50 mL 1×19時 (前後してかまわない)

- 不眠時: ヒドロキシジン（アタラックス P®, 25 mg）
  1A＋生理食塩水 50 mL
- 不穏時: ハロペリドール（セレネース®, 5 mg）
  1/4 A＋ヒドロキシジン（アタラックス P®, 25 mg）
  1/2 A＋生理食塩水 50 mL, 3 回まで
  超高齢者の場合, ハロペリドールの 1 回量を 1/5 A に減
  らしてもよい.

　不穏時のハロペリドールを 1 回使用して静穏化できた
場合, 翌日も定時は増量せずに経過を見る. ハロペリドー
ルは半減期が長く錐体外路症状が出現しやすいため, 蓄積
効果の懸念があるためである.

　しかし, 不穏時のハロペリドールを 2〜3 回使用しても
静穏化できなかった場合, 定時を 1/2 A に増量してもよい.
- ハロペリドール（セレネース®, 5 mg）
  1/2 A＋ヒドロキシジン（アタラックス P®, 25 mg）
  1A＋生理食塩水 50 mL　1×19 時
- 不眠時: ヒドロキシジン（アタラックス P®, 25 mg）
  1A＋生理食塩水 50 mL
- 不穏時: ハロペリドール（セレネース®, 5 mg）
  1/4 A＋ヒドロキシジン（アタラックス P®, 25 mg）
  1/2 A＋生理食塩水 50 mL, 3 回まで

内服不能で点滴ルートがない場合,
- アセナピン（シクレスト®, 5 mg）
  1 錠　舌下（口腔内粘膜吸収のため口唇の内側でも可）
  1×19 時（前後してかまわない）
- 不眠時・不穏時: アセナピン（シクレスト®, 5 mg）
  1 錠, 3 回まで

JCOPY 498-22932

　翌日は不穏時のアセナピンを使用した分，定時に加える．例えば不穏時を1回使用して静穏化できたなら，

- アセナピン（シクレスト®，5mg）
　2錠　舌下　1×19時
- 不眠時・不穏時：アセナピン（シクレスト®，5mg）
　1錠，2回まで

アセナピンを口唇内側に入れることもできない頑固な拒薬であるがハロペリドール注射を要するほどの興奮は伴わない場合，

- ブロナンセリン貼付剤（ロナセンテープ®，20mg）
　1～2枚　背部貼付　1×昼

効果不十分な場合も，t_{max} が24.0時間であるため，増量には数日単位の観察を要する．

2 上記のエビデンス

a) 抗精神病薬

　EBM（evidence-based medicine）が日常診療に大きく影響するようになって久しい．基本的には望ましいが，二重盲検のRCTの実施が容易でない領域，例えば急性の精神疾患において数少ない二重盲検RCTの成果やそのメタ解析を基に臨床判断を行うとどのようなことになるか．

　2005年に米国食品医薬品局（FDA）から「非定型抗精神病薬を高齢の認知症患者の行動障害の治療に用いることはその死亡率の増加につながる」という警告が出され，抗精神病薬を扱う製薬会社は速やかに，かつ一律に添付文書にその旨を加え，臨床現場は萎縮ムードに包まれた．しかし，せん妄対応を日常的に行う精神科医にとって，このFDAの警告に違和感があった．FDAの警告は基になったデータを明らかにしていないが，同時期にJAMA誌に掲載されたアルツハイマー病あるいは認知症を対象とした

プラセボ対照 RCT 15 報のメタ解析の結論と同じである[30]．そこで，このメタ解析で検討された RCT の実施された環境に着目すると，驚いたことにナーシングホーム 11 報，外来 4 報のみであった．つまり，これらの RCT は医学的管理の十分に行き届かない現場において実施された試験であったことを窺わせる．それを，毎日回診して調整を行う総合病院の入院診療にも区別なく適用させることは不合理である．

この理不尽な警告に対して，「日本の総合病院における精神科医管理下では，せん妄に対する抗精神病薬のリスクはそれほど高くない」という臨床実感を全国 33 の総合病院の協力の下，2011 年 10 月から 2012 年 9 月の 1 年間，前向きに検証した[31]．その結果，2,453 例の連続症例のうち，22 例（0.9％）に重篤な有害事象が発生した．その多くを占めた誤嚥性肺炎（17 例）のうち 11 例は副作用の可能性が低く，2 番目に多かった心血管イベント（4 例）のうちの 1 例は再投与でその有害事象が再現されず副作用を否定された．したがって，副作用に限定すれば 0.4％という結果であった．それに対して効果面では，Clinical Global Impressions-Improvement（CGI-I）スコアの平均が 2.02（SD 1.09）と中等度改善の水準で，54％の症例は 1 週間以内にせん妄が収束した．このように，適切な管理下では，抗精神病薬はせん妄に対して明瞭な効果を示し，リスクは非常に小さい実態が明らかになった．

RCT では，2010 年に Devlin らおよび Tahir らによって相次いでプラセボを対照としてクエチアピンの有効性が報告され[32,33]，抗精神病薬がせん妄の治療に本当に貢献していることが実証された．それでも，2015 年に公表された米国老年医学会のガイドラインにおける抗精神病薬の位置づけは，「低いエビデンスのため弱い推奨」にとどまっ

JCOPY 498-22932

ており，推奨する薬剤名には触れられていない[34]．国際的に認知度の高い NICE（National Institute for Health and Clinical Excellence）ガイドラインでは「ハロペリドールあるいはオランザピンを最小量，最短の期間」といった具体的な推奨があるが[15]，いずれも半減期が 24 時間前後という長さを考えれば，高齢者のせん妄の第一選択にすべきではない．現場的にみれば，半減期の長い抗精神病薬による睡眠覚醒サイクル障害の助長が珍しくないからである．

エビデンスにこだわり，せん妄治療への抗精神病薬使用を批判する中には，「抗精神病薬の効果は，興奮を鎮めることで過活動型から低活動型に転換していることと区別つかない」といった，現場の立場からは頓珍漢としか思えないものまである[3]．過活動型から低活動型に転換したように見えるケースは，半減期の長い抗精神病薬の使用，あるいは過剰投与による過鎮静で，きめ細かな調整をしていないだけであろう．このような抗精神病薬批判は，抗精神病薬を使い慣れていない非精神科医からなされる．2017 年に緩和医療領域から発表されたハロペリドールとリスペリドンはプラセボより劣ったという衝撃的な RCT でも，12 時間ごとに試験薬を投与する，つまり夜の次は朝投与するといった現場ではありえないデザインが用いられている[35]．これでは実薬（ハロペリドールあるいはリスペリドン）の方が睡眠覚醒サイクルの障害を助長して成績が悪くなるのも当然である．2018 年に集中治療（ICU）領域から発表されたハロペリドールとジプラシドンはプラセボと差がなかったという RCT でも，12 時間ごとに試験薬を投与するデザインであり，抗精神病薬を朝には投与しない精神科医からみたらありえない方法である[28]．

このように現場の直観を排除してエビデンスのみにこだ

わると歪んだ結論が導かれる（EBM ならぬエビデンス・バイアスト・メディシン）．それより薬理学的特性を考慮した専門医の経験に基づくアルゴリズムの方が現時点では有用と思われる．

b）一部の抗ヒスタミン薬

　ヒドロキシジンは，添付文書上の効能は神経症における不安・緊張・抑うつであるが H_1 受容体拮抗作用による催眠を期待でき，臨床現場では点滴投与できることに存在意義がある．消化管手術後など内服できない状態では消化管吸収以外の経路の薬剤を選択するしかないが，その種類はごく限られているからである．

　なお，ヒドロキシジンは，高齢者における潜在的に不適切な医薬品としてビアーズ基準（Beers criteria）にあげられている．その理由は強力な抗コリン作用を有するためとのことだが，実際には，開発メーカーですらヒトでのムスカリン・アセチルコリン受容体に対する親和性のデータはない．唯一，存在するのは，ウシ大脳皮質におけるムスカリン受容体への Ki 値が $3,800 \pm 100 \, \mathrm{nM}$ というデータで，客観的には低親和性と考えるのが妥当である [36]．実臨床でもヒドロキシジンによるせん妄惹起の話題や経験は乏しい．ヒドロキシジン以外の第一世代抗ヒスタミン薬の抗コリン作用も薬剤によってその強弱は異なるが，ヒドロキシジンよりは強いため避けることが望ましい．

JCOPY 498-22932

3-4. 低活動型せん妄

過活動型がしばしば夜間のみせん妄を呈することがあるのに対して，低活動型は睡眠覚醒サイクル障害が持続して日中も覚醒水準が悪く注意集中が不良である臨床像が多い．このような低活動型せん妄に対してリエゾンの専門医（一般病院連携精神医学専門医）の間でも共通する推奨薬剤はないが[37]，睡眠覚醒サイクル障害を標的としてメラトニン受容体作動薬や深睡眠の増強を期待できるミルタザピンやトラゾドンといった抗うつ薬を用いることがある．不活発であるため鎮静作用のないアリピプラゾールを使う専門家がいる一方，意外にオランザピンが奏効することもある．しかし，臓器不全をせん妄の主因とした終末期患者に奏効する薬剤はないようである．そのような場合，向精神薬を用いないという選択肢も十分ある．

1 指示・plan

上記を参考に，向精神薬を用いないという選択肢も含めて試みるほかない．なお，上記の抗うつ薬を低活動型せん妄に投与する際，抗うつ効果を期待しているわけではないため，効果判定に週単位を要しない．効果が不明瞭であるのに延々投与することは避けるべきである．

2 上記のエビデンス

米国では不眠に多用され，わが国ではせん妄治療にしばしば用いられてきたトラゾドンや，同様に日本でせん妄治療に使われてきたミアンセリン，米国でやはり不眠で多用

されているミルタザピンは，5-HT$_2$受容体拮抗作用による徐波睡眠の増強，すなわち睡眠を深くすることが期待できる[26]．また，ミアンセリンとミルタザピンは H$_1$受容体拮抗作用もあるため，催眠的に作用する．

JCOPY 498-22932

3-5. アルコール離脱症候群

大量飲酒家が身体疾患で入院すると自動的にベンゾジアゼピン系薬剤の予防投与が始まる病院があるが，これには2つの大きな問題を孕んでいる．1つ目は，アルコール依存者がアルコールを中断しても60％は離脱症状が出現しないことがRCTで実証されている[38]，つまり過半数が不要な薬物療法に曝されるという問題である．実際，ベンゾジアゼピン系薬剤の投与について，症状対応法（symptom-triggered regimen）と固定期間法（fixed-schedule regimen）との間のRCTによる検証では，症状対応法は固定期間法に比べて最終投与量やせん妄の持続期間が短い[38-41]．

2つ目は，ベンゾジアゼピン系薬剤への盲信ともいえる使い様である．それらの不必要な使用は，次の不利益をもたらす可能性がある[42]．

- 医原性ベンゾジアゼピン依存の新たな発生．実際，アルコールとベンゾジアゼピン系薬剤の両者乱用は高率である．
- ベンゾジアゼピン系薬剤による認知機能の鈍化は，早期のリハビリテーションやカウンセリングの妨げになる．
- ベンゾジアゼピン系薬剤はアルコールへの渇望を増し，早期の再飲酒につながり，飲酒量は増大する．
- 精神運動機能の鈍化，失調
- NMDA受容体，カイニン酸受容体，Caチャンネルの代償的なアップレギュレーション
- 視床ゲート機構の崩壊

- ベンゾジアゼピン系薬剤惹起のせん妄リスクの増大
- 徐波睡眠の減少など生理的な睡眠構築への影響

したがって，ベンゾジアゼピン系薬剤の使用は最小限にする必要がある．それに沿ったアルコール離脱症候群の予防・治療法としてスタンフォード大学のアルゴリズムが公開されている[42]．非常に合理的で必読であるが，アルコール離脱の評価尺度（Clinical Institute Withdrawal Assessment for Alcohol, revised form：CIWA-Ar）やアルコール離脱重症度の予測尺度（Prediction of Alcohol Withdrawal Severity Scale：PAWSS）を使ったふるい分けは，きわめて多忙な日本の総合病院の現場でそのまま適用するのに困難を伴う．それでも，公開された 2017 年当時，既に 4 年間無事故でそのアルゴリズムを運用できているとのことから，筆者の病院では部分的に活用している．

1 指示・plan

アルコール離脱症候群リスクの全ての患者に
- チアミンの静脈内あるいは経口投与（日本の添付文書では 50 mg/日・適宜増減と記載されているが，実績のあるスタンフォード大学のアルゴリズムで 500 mg・5 日間＋100 mg・退院まであるいは 14 日間との推奨にあるように，可能な限り高用量が望ましい．水溶性ビタミンであるため過剰量は排泄される）
- ガバペンチン（ガバペン®，200 mg）2 錠　1×夕食後
- 不眠時・不穏時：ガバペンチン（ガバペン®，200 mg）2 錠　4 回まで
  腎機能低下がある場合，使用できる量に制限があるため CKD ガイド 2012（https://www.jsn.or.jp/guideline/ckd2012.php）を参照する．
- ガバペンチンを使い慣れていない場合，定時設定なしで

JCOPY 498-22932

不安焦燥時: ロラゼパム（ワイパックス®, 0.5 mg）
1錠 4回まで

上記の予防策にもかかわらず離脱症状が出現し始めたら
・ロラゼパム（ワイパックス®, 0.5 mg）
4錠 4×朝・昼・夕・眠前
離脱症状が収束したら先に漸減終了する.

離脱けいれん発作を呈した場合
・バルプロ酸（デパケンR®, 100 mg）
4錠 2×朝・夕
肝機能障害が顕著な場合は使用せず，腎排泄のガバペンチンで補う.

自律神経症状に対してα₂受容体作動薬
・使い慣れていればクロニジン（カタプレス®），ICU環境であればデクスメデトミジン（プレセデックス®）

内服できない場合
・不眠時: ヒドロキシジン（アタラックスP®, 25 mg）
1A＋生理食塩水50 mL
・不穏時・けいれん時: ロラゼパム注（ロラピタ静注®, 2 mg）1V，SpO₂を監視しながら緩徐に静注（添付文書参照），4回まで
日本では長らくジアゼパムが用いられてきたが，活性代謝産物を多数もち，きわめて長い半減期であることは，懸濁しやすいことにもまして医学的管理に不利である．その活性代謝産物の一つであるロラゼパムが世界標準である．鎮静管理をするならミダゾラムでも可能．
なお，振戦せん妄の水準で幻覚や興奮が激しい場合，ハ

ロペリドールの静脈内投与をせざるをえない状況がある
が，アルコール離脱せん妄が出現する患者では心伝導系に
も障害が及んでいる可能性を考え，ハロペリドールの非経
口的な高用量は避ける方が安全である．

2 上記のエビデンス

ビタミン B_1 であるチアミンはアルコール離脱症状を起
こしうるすべての患者への投与があらゆるガイドラインで
推奨されている．

アルコール離脱せん妄は，種々のせん妄のうち，唯一ベ
ンゾジアゼピン系薬剤が単独で投与されうる病態で，
1999 年の American Psychiatric Association のせん妄治
療指針で推奨されて以来，ロラゼパムが主流である [43]．
これは，活性代謝産物をもたないこと，およびグルクロン
酸抱合が主たる代謝経路であるためアルコール関連に高頻
度に併存する肝機能障害時にも有利であることといった理
由による．しかし意外にも，ベンゾジアゼピン系薬剤はプ
ラセボと比較して，アルコール離脱症候群のうち離脱けい
れんでのみ予防効果が実証されているにとどまる．それも
他の抗けいれん薬より優ることは示されていない [42]．

JCOPY 498-22932

3-6. 脳卒中,頭部外傷,脳炎に引き続く 通過症候群

　脳卒中や頭部外傷など脳が直接障害を受けた際,急性期には意識障害からの回復過程でせん妄がしばしば出現する.意識がほぼ清明化してもなお,幻覚,妄想,情動不安定,脱抑制といった興奮性の症状が続いたり,逆に自発性の低下やうつ状態を呈したりする時期が出現する.これらを通過症候群という.この時期に記憶障害が顕著に続く症例では,その後慢性期の高次機能障害,認知症へと移行する.通過症候群の持続期間は,ほとんど目立たない症例から半年程度続く症例まで様々である[44](図6).

　通過症候群のうち自発性の低下や抑うつを呈する状態は,脳卒中後抑うつとして取り上げられることが多い.その出現率は回復した脳卒中患者の29〜36％と報告されている[45].一方,幻覚,妄想,情動不安定,脱抑制といった興奮性の症状は厳密にはせん妄の定義から外れるにもかかわらず,せん妄と区別した詳細な検討はなされていな

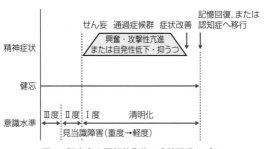

図6 ▶ 脳卒中や頭部外傷後の症状経過モデル

い．多くの脳卒中・頭部外傷・脳炎の症例に対応してきた
経験から言えることは，

- 抗てんかん薬あるいは抗精神病薬，あるいは両者併用と
  いった対応で奏効することが少なくない．
- 調整まで時間がかかることも多い．
- 極期にはかなり大量に抗精神病薬を要することがある．
- 一方で，急激に症状が消退することも多い．

　かつてのフェノチアジン系抗精神病薬はけいれん閾値を
下げることや強い鎮静作用による病像の混乱のため避ける
べきであったが，ハロペリドールや第二世代抗精神病薬は
それほどけいれん閾値が低下しないため，使用に支障はな
い．脳損傷はけいれん閾値を低下させるため，情動安定作
用も併せて，抗けいれん薬の意義は他の病態のせん妄ある
いはせん妄様の状態より明瞭である．なお，通過症候群は
Hans Heinrich Wieck によって提唱された臨床上非常に
有用な概念であるが，英米圏で使われなかったために近年
は言及されることが少なくなり，一部分である脳卒中後抑
うつが突出して注目される状況は，木を見て森を見ないよ
うに映る．

1 指示・plan

- バルプロ酸（デパケン R®，100 mg）
  2〜4 錠　2×朝・夕食後
- 不眠時：スボレキサント（ベルソムラ®，15 mg）
  ないし
  レンボレキサント（デエビゴ®，5 mg）1 錠
- 不穏時：リスペリドン（リスパダール OD®，1 mg）
  1〜3 錠，3 回まで

JCOPY 498-22932

不眠があるなら下記を加える.

- ガバペンチン（ガバペン®, 200 mg）
  1〜2錠　1×夕食後

　内服不能の場合は,「3-3. 日中もせん妄が遷延する場合」を参照.

2 上記のエビデンス

　2007年にAge and Ageingに掲載された総説では, 脳卒中後せん妄に対して具体的にはハロペリドールしかあがっておらず, 介入データに欠けると結論されている[46]. 2016年にNat Rev Neurolに掲載された総説では, 脳卒中後に1/3の症例がうつ, 不安, アパシーを呈すると記載されるにとどまり, 興奮性の症状は無視されている[47]. このように呈示した処方例は経験水準である.

3-7. 認知症に伴う行動・心理症状（BPSD）

BPSD（behavioral and psychological symptoms with dementia）としての興奮や徘徊は，入院理由や入院環境を理解できず，それらへの不安が本質的に影響している．当然，直接的に不安を和らげることが本質的である．そして，薬物療法によって症状を取り切ろうと深追いしない方が安全である．

1 指示・plan

最良の方法は次のとおりである．
• 個室で家族に付き添ってもらう．
　家族の負担にはなるが，不必要な薬剤を使用せずにすむ．

家族の付き添いが不可能な場合，
•「3-2. 夜間せん妄を呈した患者の次の夜の予防対策」や「3-3. 日中もせん妄が遷延する場合」の項で呈示した薬剤を参照する．
• 抑肝散（2.5 g）1〜3 包　1×〜3×食間

2 上記のエビデンス

経験からのエッセンスを述べたが，一般的には，かかりつけ医のための BPSD に対応する向精神薬使用ガイドライン第 2 版（https://www.mhlw.go.jp/file/06-Seisakujouhou-12300000-Roukenkyoku/0000140619.pdf）を参照する．

JCOPY 498-22932

3-8. パーキンソン病やレビー小体型認知症の 幻覚・妄想

1 指示・plan

• 神経内科によるせん妄あるいは幻覚・妄想を誘発している抗パーキンソン病薬の調整を優先.

それでも改善がない場合,
• クエチアピン(セロクエル®, 25 mg)
 1錠 1×夕食後ないし眠前

2 上記のエビデンス

　オーストラリアの後方視的な大規模調査によると,入院中の 5,637 名のパーキンソン病患者群と 8,143 名の対照群を比較した結果,せん妄の診断の点で方法論に問題はあるものの,せん妄の治療を受けていたのは対照群が 1.8% であったのに対してパーキンソン病患者群では 10.3% であったという[48].また,老人ホームに入所している 2,193 名の調査では,診断に問題点はあるものの,パーキンソン病のせん妄リスクは 2.3 倍であったことが報告されている[49].このようなせん妄のリスク要因として,パーキンソン病自体[48],および抗パーキンソン病薬の使用があげられる.Cochrane に掲載されたメタ解析によると,幻覚はドパミン受容体作動薬である pergolide,プラミペキソール,ロピニロールで有意に起こりやすいと報告されている[50].ただし,パーキンソン病におけるせん妄の有病率や発生率の厳密な調査や,パーキンソン病に併発したせ

ん妄の治療RCTは存在しない．それは，パーキンソン病で研究対象となるのは厳密なせん妄でなく，"psychosis"であることが多いからである．したがって，その結果の解釈には注意を要する．

　日本神経学会のパーキンソン病診療ガイドライン（https://www.neurology-jp.org/guidelinem/pdgl/parkinson_2018_28.pdf）の「幻覚・妄想の治療はどうするか」の項には，緊急な対応を要する場合は抗精神病薬を投与する旨，明記されている．ドパミン神経伝達を巡って相矛盾する治療をすることになるため，D_2受容体遮断力価の弱いクエチアピンがあげられている．逆に，高力価のハロペリドールは添付文書上は禁忌とされている．

JCOPY 498-22932

3-9. レム睡眠行動障害

典型例がある一方ですぐに鑑別できない場合もあるが，治療が難航するせん妄様の行動障害においてレム睡眠行動障害を疑う．

1 指示・plan

- クロナゼパム（リボトリール®，0.5 mg）
  1錠　1×眠前
  安易に増量しない．強力なベンゾジアゼピン受容体作動薬であるため，転倒リスクを伴うことを念頭におく．

2 上記のエビデンス

経験からのエッセンスを述べたが，一般的には，日本神経学会のパーキンソン病診療ガイドライン（https://www.neurology-jp.org/guidelinem/pdgl/parkinson_2018_28.pdf）の「レム睡眠行動障害の治療はどうするか」の項を参照する．

3-10. むずむず脚症候群

　自ら訴えない場合，落ち着かない様子がせん妄的に観察されることがあるため注意を要する．

1　指示・plan

- ガバペンチンエナカルビル（レグナイト®，300mg）
  1〜2錠　1×夕食後

2　上記のエビデンス

　一般的にはドパミン受容体作動薬が第一選択とされているが，長期的な薬剤リスクを考慮すれば，ガバペンチンエナカルビルを優先する方が安全である．

JCOPY 498-22932

3-11. 後天性免疫不全症候群（AIDS）

1 指示・plan

- 通常より錐体外路症状が出現しやすいため[51]，抗精神病薬の投与に際して量を控えめにする．

2 上記のエビデンス

入院中の AIDS 患者の 30〜40％ にせん妄が合併する[52]．AIDS 関連認知症や AIDS 治療薬の関与が考えられている．せん妄の治療に関する RCT は，Breitbart ら（1996）の報告のみである[53]．二重盲検 RCT でハロペリドール（11 名），クロールプロマジン（13 名），ロラゼパム（6 名）が検討され，前 2 剤では低用量で有意なせん妄の改善を認められたが，ロラゼパムではせん妄の改善がなかったばかりか副作用が出現した．症例数が少ないため，限定的な結論ではある．また，クロールプロマジンは α_1 遮断作用がきわめて強いためその場は鎮静できるが，抗コリン作用も強いためせん妄を増悪させる．さらに，代謝産物も含めて半減期が 30 時間前後と長いため，せん妄の臨床像を混乱させる．したがって，通常のせん妄治療には不適格である．

3-12. せん妄リスクのない不眠

　高齢者はそれだけでせん妄リスクであるから，「3-1. せん妄リスクのある不眠」に述べたとおりである．60歳未満の患者の不眠に対しては次のとおりである．

- うつ病，双極性障害，統合失調症など，潜在する精神疾患を見極め，それに応じた治療をする．この場合，不眠は表面に現れた1症状であるに過ぎず，根底の治療をしなければ不眠は改善しない．
- アルコールを含めた物質依存の場合，求めに応じてGABA-A受容体（ベンゾジアゼピン結合部位）作動薬を投与するのは非治療的である．教育的に非薬物的アプローチを行い，運動習慣を開始・維持するといった本人の努力を求め，それでも補助的に必要な場合，依存性のない薬剤を選択する．
- 不眠以外に症状がない場合，睡眠衛生指導がまずなされるべきで，それが最も重要である．運動習慣の開始，寝室環境（音対策，遮光，温度）の調整，規則正しい食生活，就寝前の水分制限，就寝前のカフェイン・飲酒・喫煙の中止，寝床での考え事の回避，必要以上に早く就床しないといった制限，夜間にモニター光（テレビ，パソコン，タブレット，スマートフォンなど）を避けるなど刺激の回避，午前中に自然光を感じる生活をするといった睡眠覚醒サイクル維持の努力を実行させる．それでも補助的に必要な場合，依存性のない薬剤を選択する．医原性の睡眠薬依存・常用量依存を生み出さない長期予後を展望した介入がなされるべきである．

JCOPY 498-22932

1 指示・plan

- 「3-1. せん妄リスクのある不眠」を参照.
- その他の選択肢として GABA-A 受容体 ω_1 サブタイプへの選択性が高く半減期が 5 時間程度のエスゾピクロン (1 mg) 1〜2 錠 1×眠前

2 上記のエビデンス

ゾルピデムがヒトの非レム睡眠を抑制したエビデンスがあるのに対して,エスゾピクロンは動物ではあるが非レム睡眠潜時を短縮させ,非レム睡眠時間を延長させたことが報告されている(添付文書).

4 経過観察のポイント

　せん妄患者の治療経過を追う際に推移を観察する項目として，次のものがあげられる．
- 不眠，睡眠覚醒サイクル障害
- 行動の逸脱，幻視などを背景にした異常な発言
- 見当識障害
- 摂食量の低下
- バイタルサイン（特に発熱，頻脈）
- 低酸素症（SpO_2）
- 炎症反応（CRP）

その他，薬剤選択と量の調整に影響する観察項目として，
- 心電図上の VT の出現
- eGFR の推移

　初診時に所見を列挙して（S&O），状態像および推定される機序をアセスメントする（A）．それに基づき治療計画を立てるが，薬物療法については通常，高齢者ゆえに控え目な内容の設定となる（P）．ただし，常に患者と接近した状態を強いられる看護師が危険に曝されないようにすることを，念頭におく必要がある．2 日目以降は列挙した症状，治療反応，およびせん妄惹起機序となっている生理学的状態の推移を見ながら，投薬の種類と量を調整する．

5 　身体管理

　意識の曇りが 1 日の大半を占めていたり，興奮や攻撃性に伴う行動の逸脱が顕著な場合，水中毒などの病態を除けば水分や食事摂取量が不十分になっていることが多い．また，意識の曇りが持続する状態での経口摂取は嘔吐による窒息や誤嚥性肺炎のリスクを上げるため勧められない．さらに，このような状態では副作用の出現リスクが高まるおそれがある．このため，輸液などの身体治療が適切に施される必要がある．輸液のための静脈ルート確保は，ハロペリドールの経静脈的投与を可能にし，それは疼痛をもたらさない利点がある．しかし，せん妄治療の注射剤は事実上ハロペリドールしかないため，胃管留置による内服薬投与可能な状態に移行させる方が治療の選択肢は格段に増える．一方で，胃管はそれ自体，誤嚥性肺炎のリスクを上げる可能性がある．そして，いずれの方法も，抜去防止のための行動制限を併行しなければならないことが少なくない．したがって，日々変化する状態を総合的に判断し，管理の方法と水準を更新していく必要がある．入院早期からの理学療法介入は，観察の質を上げ，せん妄治療的でもある．

6 いつまで介入を続けるか

　一般的なガイドラインでは，抗精神病薬によるせん妄治療は最小期間とされていることが多い．一般的なせん妄では，入院は長くないため退院のタイミングで終了することが現実的であろう．その前に抗精神病薬など副作用モニターに気を遣う薬剤は漸減を試み，ラメルテオンのような副作用がほとんど懸念されない薬剤は最後まで残すといったきめ細かな配慮ができれば最良と思われる．一方，脳に直接侵襲を伴った通過症候群移行例では，漸減と安定確認を慎重に判断しながら，薬物療法の終了を急がない方が安全である．ただし，収束する際は急速に安定化するため，その機を捉えて迅速に終了することも心得ておく必要がある．

JCOPY 498-22932

謝辞

本書作成にあたり，豊富なせん妄診療の場を与えてくださった順天堂大学医学部附属練馬病院の宮野武名誉院長，児島邦明院長，着実な仕事と斬新なアイデアを提供してくれる臼井千恵准教授，2011 年からの長きにわたりせん妄の多施設共同研究にご参加くださっている DELIRIA-J の先生方に感謝いたします．

文献

1) American Psychiatric Association. Diagnostic and statistical manual of mental disorder. Fifth edition. Washington, DC: American Psychiatric Publishing; 2013.

2) European Delirium Association and American Delirium Society. The DSM-5 criteria, level of arousal and delirium diagnosis: inclusiveness is safer. BMC Med. 2014; 12: 141.

3) Inouye SK, Westendorp RG, Saczynski JS. Delirium in elderly people. Lancet. 2014; 383: 911-22.

4) Maldonado JR. Delirium pathophysiology: An updated hypothesis of the etiology of acute brain failure. Int J Geriatr Psychiatry. 2018; 33: 1428-57.

5) Cerejeira J, Firmino H, Vaz-Serra A, et al. The neuroinflammatory hypothesis of delirium. Acta Neuropathol. 2010; 119: 737-54.

6) Pendlebury ST, Lovett NG, Smith SC, et al. Observational, longitudinal study of delirium in consecutive unselected acute medical admissions: age-specific rates and associated factors, mortality and re-admission. BMJ Open. 2015; 5: e007808.

7) Wacker P, Nunes PV, Cabrita H, et al. Post-operative delirium is associated with poor cognitive outcome and dementia. Dement Geriatr Cogn Disord. 2006; 21: 221-7.

8) Rockwood K, Cosway S, Carver D, et al. The risk of dementia and death after delirium. Age Ageing. 1999; 28: 551-6.

9) Wardlaw JM, Smith EE, Biessels GJ, et al. Neuroimaging standards for research into small vessel disease and its contribution to ageing and neurodegeneration. Lancet Neurol. 2013; 12: 822-38.

10) Hoogland ICM, Houbolt C, van Westerloo DJ. Systemic inflammation and microglial activation: systematic review of animal experiments. J Neuroinflammation. 2015; 12: 114.

11) Bush SH, Bruera E. The assessment and management of delirium in cancer patients. Oncologist. 2009; 14: 1039-49.

12) Inouye SK, van Dyck CH, Alessi CA, et al. Clarifying confu-

JCOPY 498-22932

sion: the confusion assessment method. A new method for detection of delirium. Ann Intern Med. 1990: 113: 941-8.

13) Trzepacz PT, Maldonado JR, Kean J, et al. Delirium Rating Scale-Revised-98 (DRS-R98) Administration Manual. Electronic edition. USA: Trzepacz PT: 2010.

14) Someya T, Shibasaki M, Noguchi T, et al. Haloperidol metabolism in psychiatric patients: importance of glucuronidation and carbonyl reduction. J Clin Psychopharmacol. 1992: 12: 169-74.

15) Young J, Murthy L, Westby M, et al. Diagnosis, prevention, and management of delirium: summary of NICE guidance. BMJ. 2010: 341: c3704.

16) Ogawa A, Okumura Y, Fujisawa D, et al. Quality of care in hospitalized cancer patients before and after implementation of a systematic prevention program for delirium: the DELTA exploratory trial. Support Care Cancer. 2019: 27: 557-65.

17) Sultan SS. Assessment of role of perioperative melatonin in prevention and treatment of postoperative delirium after hip arthroplasty under spinal anesthesia in the elderly. Saudi J Anaesth. 2010: 3: 169-73.

18) Al-Aama T, Brymer C, Gutmanis I, et al. Melatonin decreases delirium in elderly patients: A randomized, placebo-controlled trial. Int J Geriatr Psychiatry. 2011: 26: 687-94.

19) de Jonghe A, van Munster BC, Goslings JC, et al. Effect of melatonin on incidence of delirium among patients with hip fracture: a multicentre, double-blind randomized controlled trial. CMAJ. 2014: 186: E547-56.

20) Hatta K, Kishi Y, Wada K, et al. Preventive effects of ramelteon on delirium: a randomized placebo-controlled trial. JAMA Psychiatry. 2014: 71: 397-403.

21) Hatta K, Kishi Y, Wada K. Ramelteon for delirium in hospitalized patients. JAMA. 2015: 314: 1071-2.

22) Nishikimi M, Numaguchi A, Takahashi K, et al. Effect of administration of ramelteon, a aelatonin receptor agonist, on the duration of stay in the ICU: a single-center randomized

placebo-controlled trial. Crit Care Med. 2018；46：1099-105.

23) Hatta K, Kishi Y, Wada K, et al. Real-world effectiveness of ramelteon and suvorexant for delirium prevention in 948 patients with delirium risk factors. J Clin Psychiatry. 2020；81：pii：19m12865.

24) Hatta K, Kishi Y, Wada K, et al. Preventive effects of suvorexant on delirium：a randomized placebo-controlled trial. J Clin Psychiatry. 2017；78：e970-9.

25) Azuma K, Takaesu Y, Soeda H, et al. Ability of suvorexant to prevent delirium in patients in the intensive care unit：a randomized controlled trial. Acute Med Surg. 2018；5：362-8.

26) Murphy P, Kumar D, Zammit G, et al. Safety of lemborexant versus placebo and zolpidem：effects on auditory awakening threshold, postural stability, and cognitive performance in healthy older participants in the middle of the night and upon morning awakening. J Clin Sleep Med. 2020；16：765-73.

27) Ma J, Svetnik V, Snyder E, et al. Electroencephalographic power spectral density profile of the orexin receptor antagonist suvorexant in patients with primary insomnia and healthy subjects. Sleep. 2014；37：1609-19.

28) 日本総合病院精神医学会．せん妄指針改訂班．せん妄の臨床指針 せん妄の治療指針第 2 版増補改訂版－日本総合病院精神医学会治療指針 1．東京：星和書店；2015.

29) Huhn M, Nikolakopoulou A, Schneider-Thoma J, et al. Comparative efficacy and tolerability of 32 oral antipsychotics for the acute treatment of adults with multi-episode schizophrenia：a systematic review and network meta-analysis. Lancet. 2019；394：939-51.

30) Schneider LS, Dagerman KS, Insel P. Risk of death with atypical antipsychotic drug treatment for dementia：meta-analysis of randomized placebo-controlled trials. JAMA. 2005；294：1934-43.

31) Hatta K, Kishi Y, Wada K, et al. Antipsychotics for delirium in the general hospital setting in consecutive 2,453 inpatients：

JCOPY 498-22932

a prospective observational study. Int J Geriatr Psychiatry. 2014; 29: 253-62.

32) Devlin JW, Roberts RJ, Fong JJ, et al. Efficacy and safety of quetiapine in critically ill patients with delirium: A prospective, multicenter, randomized, double-blind, placebo-controlled pilot study. Crit Care Med. 2010; 38: 419-27.

33) Tahir TA, Eeles E, Karapareddy V, et al. A randomized controlled trial of quetiapine versus placebo in the treatment of delirium. J Psychosom Res. 2010; 69: 485-90.

34) American Geriatrics Society Expert Panel on Postoperative Delirium in Older Adults. American Geriatrics Society abstracted clinical practice guideline for postoperative delirium in older adults. J Am Geriatr Soc. 2015; 63: 142-50.

35) Agar MR, Lawlor PG, Quinn S, et al. Efficacy of oral risperidone, haloperidol, or placebo for symptoms of delirium among patients in palliative care: a randomized clinical trial. JAMA Intern Med. 2017; 177: 34-42.

36) Kubo N, Shirakawa O, Kuno T, et al. Antimuscarinic effects of antihistamines: quantitative evaluation by receptor-binding assay. Jpn J Pharmacol. 1987; 43: 277-82.

37) Okumura Y, Hatta K, Wada K, et al. Expert opinions on the first-line pharmacological treatment for delirium in Japan: a conjoint analysis. Int Psychogeriatr. 2016; 28: 1041-50.

38) Daeppen JB, Gache P, Landry U, et al. Symptom-triggered vs fixed-schedule doses of benzodiazepine for alcohol withdrawal: a randomized treatment trial. Arch Intern Med. 2002; 162: 1117-21.

39) Sachdeva A, Chandra M, Deshpande SN. A comparative study of fixed tapering dose regimen versus symptom-triggered regimen of lorazepam for alcohol detoxification. Alcohol Alcohol. 2014; 49: 287-91.

40) Saitz R, Mayo-Smith MF, Roberts MS, et al. Individualized treatment for alcohol withdrawal: a randomized double-blind controlled trial. JAMA. 1994; 272: 519-23.

41) Spies CD, Otter HE, Hüske B, et al. Alcohol withdrawal severi-

ty is decreased by symptom-orientated adjusted bolus therapy in the ICU. Int Care Med. 2003; 29: 2230-8.

42) Maldonado JR. Novel algorithms for the prophylaxis and management of alcohol withdrawal syndromes-beyond benzodiazepines. Crit Care Clin. 2017; 33: 559-99.

43) American Psychiatric Association. Practice guideline for the treatment of patients with delirium. Am J Psychiatry. 1999; 156 (5 Suppl): 1-20.

44) 八田耕太郎, 飛鳥井望. 外傷後精神症状にどう対応するか. 救急医学. 1998; 22: 982-4.

45) Hackett ML, Yapa C, Parag V, et al. Frequency of depression after stroke: a systematic review of observational studies. Stroke. 2005; 36: 1330-40.

46) McManus J, Pathansali R, Stewart R, et al. Delirium post-stroke. Age Ageing. 2007; 36: 613-8.

47) Ferro JM, Caeiro L, Figueira ML. Neuropsychiatric sequelae of stroke. Nat Rev Neurol. 2016; 12: 269-80.

48) Lubomski M, Rushworth RL, Tisch S. Hospitalisation and co-morbidities in Parkinson's disease: a large Australian retrospective study. J Neurol Neurosurg Psychiatry. 2015; 86: 324-30.

49) Boorsma M, Joling KJ, Frijters DHM, et al. The prevalence, incidence and risk factors for delirium in Dutch nursing homes and residential care homes. Int J Geriat Psychiatry. 2012; 27: 709-15.

50) Stowe R, Ives NJ, Clarke C, et al. Dopamine agonist therapy in early Parkinson's disease. Cochrane Database Syst Rev. 2008; CD006564.

51) Cohen MAA, Jacobson JM. Maximizing life's potentials in AIDS: a psychopharmacologic update. Gen Hosp Psychiatry. 2000; 22: 375-88.

52) Perry SW. Organic mental disorders caused by HIV: update on early diagnosis and treatment. Am J Psychiatry. 1990; 147: 696-710.

53) Breitbart W, Marotta R, Platt MM, et al. A double-blind trial of

haloperidol, chlorpromazine, and lorazepam in the treatment
of delirium in hospitalized AIDS patients. Am J Psychiatry.
1996; 15: 231-7.

索 引

■ 著者略歴

八田耕太郎（はった　こうたろう）

順天堂大学大学院医学研究科精神・行動科学 教授
順天堂大学医学部附属練馬病院メンタルクリニック 科長

1987 年　金沢大学医学部卒業
1991 年　金沢大学大学院修了
　　　　　東京都立松沢病院精神科医員
1992 年　オランダ　ユトレヒト大学ルドルフ・マグヌス研究
　　　　　所研究員
1994 年　東京都立墨東病院神経科医員
1998 年　同 医長
2001 年　北里大学医学部精神科学講師
2002 年　順天堂大学医学部精神医学講座講師
2009 年　同 先任准教授，医学部附属練馬病院メンタルクリ
　　　　　ニック科長
2017 年より現職

日本精神科救急学会理事，日本総合病院精神医学会理事・指導
医・専門医，日本精神神経学会指導医・専門医，CINP Fellow,
General Hospital Psychiatry - Editorial Board
専門領域は救急精神医学，リエゾン精神医学，精神薬理学で，
精神科救急医療ガイドライン（日本精神科救急学会），せん妄
の臨床指針（日本総合病院精神医学会）などの作成に携わって
いる.

せん妄ハンドブック   ©

発　行	2021 年 4 月 20 日　1 版 1 刷
著　者	八 田 耕 太 郎
発行者	株式会社　**中外医学社**
	代表取締役　**青 木　　滋**
	〒 162-0805　東京都新宿区矢来町 62
	電　話　　(03) 3268-2701 （代）
	振替口座　　00190-1-98814 番

印刷・製本/横山印刷㈱　　　　　　　　〈MM・YI〉
ISBN978-4-498-22932-7　　　　　　　Printed in Japan

JCOPY　　＜(社)出版者著作権管理機構 委託出版物＞

本書の無断複製は著作権法上での例外を除き禁じられています.
複製される場合は, そのつど事前に, (社)出版者著作権管理機構
(電話 03-5244-5088, FAX 03-5244-5089, e-mail: info@jcopy.
or.jp) の許諾を得てください.